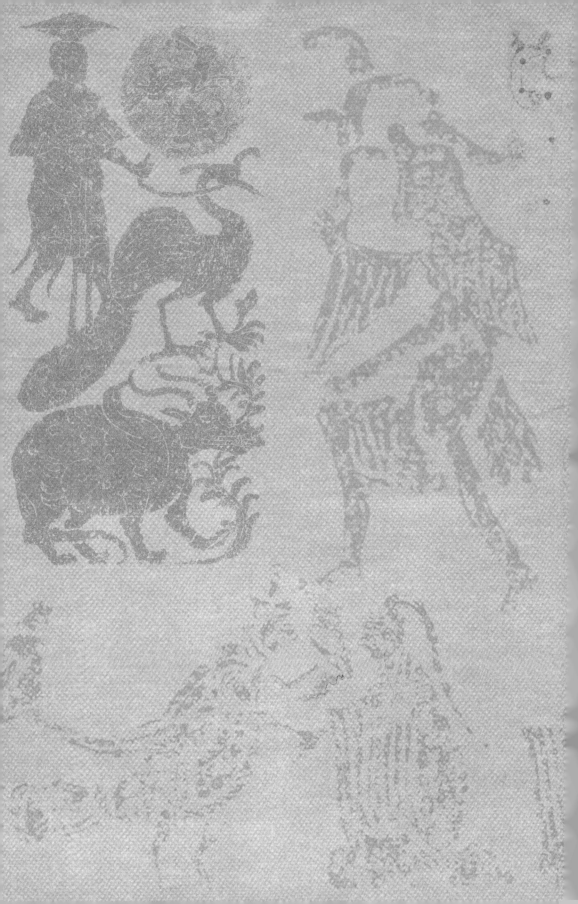

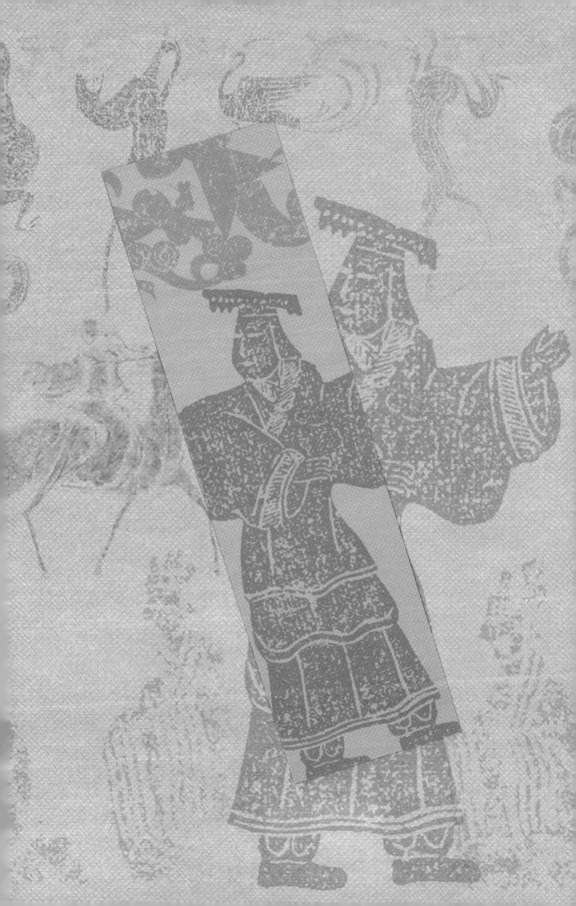

中国古医籍整理丛书

黄庭内景五脏六腑补泻图

唐·胡愔 撰

金芷君 校注

中国中医药出版社

·北 京·

图书在版编目（CIP）数据

黄庭内景五脏六腑补泻图 /（唐）胡愔撰；金芷君校注 . —北京：中国中医药出版社，2016.1（2023.5 重印）

（中国古医籍整理丛书）

ISBN 978-7-5132-3177-0

Ⅰ . ①黄⋯　Ⅱ . ①胡⋯　②金⋯　Ⅲ . ①脏腑—补泻—图集

Ⅳ . ① R223.1-64

中国版本图书馆 CIP 数据核字（2016）第 006572 号

中国中医药出版社出版

北京经济技术开发区科创十三街 31 号院二区 8 号楼

邮政编码　100176

传真　010-64405721

廊坊市祥丰印刷有限公司印刷

各地新华书店经销

开本 710×1000　1/16　印张 4.75　字数 21 千字

2016 年 1 月第 1 版　2023 年 5 月第 7 次印刷

书号　ISBN 978 - 7 - 5132 - 3177 - 0

定价　25.00 元

网址　www.cptcm.com

服 务 热 线　010-64405510

购 书 热 线　010-89535836

维 权 打 假　010-64405753

微信服务号　zgzyycbs

微商城网址　https://kdt.im/LIdUGr

官 方 微 博　http://e.weibo.com/cptcm

天猫旗舰店网址　https://zgzyycbs.tmall.com

如有印装质量问题请与本社出版部联系（010-64405510）

国家中医药管理局
中医药古籍保护与利用能力建设项目
组织工作委员会

主 任 委 员 王国强

副 主 任 委 员 王志勇　李大宁

执 行 主 任 委 员 曹洪欣　苏钢强　王国辰　欧阳兵

执行副主任委员 李　昱　武　东　李秀明　张成博

委　　　　员

各省市项目组分管领导和主要专家

（山东省）武继彪　欧阳兵　张成博　贾青顺

（江苏省）吴勉华　周仲瑛　段金廒　胡　烈

（上海市）张怀琼　季　光　严世芸　段逸山

（福建省）阮诗玮　陈立典　李灿东　纪立金

（浙江省）徐伟伟　范永升　柴可群　盛增秀

（陕西省）黄立勋　呼　燕　魏少阳　苏荣彪

（河南省）夏祖昌　刘文第　韩新峰　许敬生

（辽宁省）杨关林　康廷国　石　岩　李德新

（四川省）杨殿兴　梁繁荣　余曙光　张　毅

各项目组负责人

王振国（山东省）　　王旭东（江苏省）　　张如青（上海市）

李灿东（福建省）　　陈勇毅（浙江省）　　焦振廉（陕西省）

蔡永敏（河南省）　　鞠宝兆（辽宁省）　　和中浚（四川省）

前 言

中医药古籍是传承中华优秀文化的重要载体，也是中医学传承数千年的知识宝库，凝聚着中华民族特有的精神价值、思维方法、生命理论和医疗经验，不仅对于传承中医学术具有重要的历史价值，更是现代中医药科技创新和学术进步的源头和根基。保护和利用好中医药古籍，是弘扬中国优秀传统文化、传承中医学术的必由之路，事关中医药事业发展全局。

1949 年以来，在政府的大力支持和推动下，开展了系统的中医药古籍整理研究。1958 年，国务院科学规划委员会古籍整理出版规划小组在北京成立，负责指导全国的古籍整理出版工作。1982 年，国务院古籍整理出版规划小组召开全国古籍整理出版规划会议，制定了《古籍整理出版规划（1982—1990）》，卫生部先后下达了两批 200 余种中医古籍整理任务，掀起了中医古籍整理研究的新高潮，对中医文化与学术的弘扬、传承和发展，发挥了极其重要的作用，产生了不可估量的深远影响。

2007 年《国务院办公厅关于进一步加强古籍保护工作的意见》明确提出进一步加强古籍整理、出版和研究利用，以及

"保护为主、抢救第一、合理利用、加强管理"的方针。2009年《国务院关于扶持和促进中医药事业发展的若干意见》指出，要"开展中医药古籍普查登记，建立综合信息数据库和珍贵古籍名录，加强整理、出版、研究和利用"。《中医药创新发展规划纲要（2006—2020）》强调继承与创新并重，推动中医药传承与创新发展。

2003~2010年，国家财政多次立项支持中国中医科学院开展针对性中医药古籍抢救保护工作，在中国中医科学院图书馆设立全国唯一的行业古籍保护中心，影印抢救濒危珍本、孤本中医古籍1640余种；整理发布《中国中医古籍总目》；遴选351种孤本收入《中医古籍孤本大全》影印出版；开展了海外中医古籍目录调研和孤本回归工作，收集了11个国家和2个地区137个图书馆的240余种书目，基本摸清流失海外的中医古籍现状，确定国内失传的中医药古籍共有220种，复制出版海外所藏中医药古籍133种。2010年，国家财政部、国家中医药管理局设立"中医药古籍保护与利用能力建设项目"，资助整理400余种中医药古籍，并着眼于加强中医药古籍保护和研究机构建设，培养中医古籍整理研究的后备人才，全面提高中医药古籍保护与利用能力。

在此，国家中医药管理局成立了中医药古籍保护和利用专家组和项目办公室，专家组负责项目指导、咨询、质量把关，项目办公室负责实施过程的统筹协调。专家组成员对古籍整理研究具有丰富的经验，有的专家从事古籍整理研究长达70余年，深知中医药古籍整理研究的重要性、艰巨性与复杂性，履行职责认真务实。专家组从书目确定、版本选择、点校、注释等各方面，为项目实施提供了强有力的专业指导。老一辈专家的学术水平和智慧，是项目成功的重要保证。项目承担单位山东中医药大学、南京中医药大学、上海中医药大学、福建中医药大学、浙江省中医药研究院、陕西省中医药研究院、河南省中医药研究院、辽宁中医药大学、成都中医药大学及所在省市中医药管理部门精心组织，充分发挥区域间互补协作的优势，并得到承担项目出版工作的中国中医药出版社大力配合，全面推进中医药古籍保护与利用网络体系的构建和人才队伍建设，使一批有志于中医学术传承与古籍整理工作的人才凝聚在一起，研究队伍日益壮大，研究水平不断提高。

本着"抢救、保护、发掘、利用"的理念，该项目重点选择近60年未曾出版的重要古医籍，综合考虑所选古籍的保护价值、学术价值和实用价值。400余种中医药古籍涵盖了医经、基础理论、诊法、伤寒金匮、温病、本草、方书、内科、外科、女科、儿科、伤科、眼科、咽喉口齿、针灸推拿、养生、医案医话医论、医史、临证综合等门类，跨越唐、宋、金元、明以迄清末。全部古籍均按照项目办公室组织完成的行业标准《中医古籍整理规范》及《中医药古籍整理细则》进行整理校注，绝大多数中医药古籍是第一次校注出版，一批孤本、稿本、抄本更是首次整理面世。对一些重要学术问题的研究成果，则集中收录于各书的"校注说明"或"校注后记"中。

"既出书又出人"是本项目追求的目标。近年来，中医药古籍整理工作形势严峻，老一辈逐渐退出，新一代普遍存在整理研究古籍的经验不足、专业思想不坚定等问题，使中医古籍整理面临人才流失严重、青黄不接的局面。通过本项目实施，搭建平台，完善机制，培养队伍，提升能力，经过近5年的建设，锻炼了一批优秀人才，老中青三代齐聚一堂，有效地稳定了研究队伍，为中医药古籍整理工作的开展和中医文化与学术的传承提供必备的知识和人才储备。

本项目的实施与《中国古医籍整理丛书》的出版，对于加强中医药古籍文献研究队伍建设、建立古籍研究平台，提高古籍整理水平均具有积极的推动作用，对弘扬我国优秀传统文化，推进中医药继承创新，进一步发挥中医药服务民众的养生保健与防病治病作用将产生深远影响。

第九届、第十届全国人大常委会副委员长许嘉璐先生，国家卫生计生委副主任、国家中医药管理局局长、中华中医药学会会长王国强先生，我国著名医史文献专家、中国中医科学院马继兴先生在百忙之中为丛书作序，我们深表敬意和感谢。

由于参与校注整理工作的人员较多，水平不一，诸多方面尚未臻完善，希望专家、读者不吝赐教。

国家中医药管理局中医药古籍保护与利用能力建设项目办公室

二〇一四年十二月

许 序

"中医"之名立，迄今不逾百年，所以冠以"中"字者，以别于"洋"与"西"也。慎思之，明辨之，斯名之出，无奈耳，或亦时人不甘泯没而特标其犹在之举也。

前此，祖传医术（今世方称为"学"）绵延数千载，救民无数；华夏屡遭时疫，皆仰之以度困厄。中华民族之未如印第安遭染殖民者所携疾病而族灭者，中医之功也。

医兴则国兴，国强则医强。百年运衰，岂但国土肢解，五千年文明亦不得全，非遭泯灭，即蒙冤扭曲。西方医学以其捷便速效，始则为传教之利器，继则以"科学"之冕畅行于中华。中医虽为内外所夹击，斥之为蒙昧，为伪医，然四亿同胞衣食不保，得获西医之益者甚寡，中医犹为人民之所赖。虽然，中国医学日益陵替，乃不可免，势使之然也。呜呼！覆巢之下安有完卵？

嗣后，国家新生，中医旋即得以重振，与西医并举，探寻结合之路。今也，中华诸多文化，自民俗、礼仪、工艺、戏曲、历史、文学，以至伦理、信仰，皆渐复起，中国医学之兴乃属必然。

迄今中医犹为国家医疗系统之辅，城市尤甚。何哉？盖一则西医赖声、光、电技术而于 20 世纪发展极速，中医则难见其进。二则国人惊羡西医之"立竿见影"，遂以为其事事胜于中医。然西医已自觉将入绝境：其若干医法正负效应相若，甚或负远逾于正；研究医理者，渐知人乃一整体，心、身非如中世纪所认定为二对立物，且人体亦非宇宙之中心，仅为其一小单位，与宇宙万象万物息息相关。认识至此，其已向中国医学之理念"靠拢"矣，虽彼未必知中国医学何如也。唯其不知中国医理何如，纯由其实践而有所悟，益以证中国之认识人体不为伪，亦不为玄虚。然国人知此趋向者，几人？

国医欲再现宋明清高峰，成国中主流医学，则一须继承，一须创新。继承则必深研原典，激清汰浊，复吸纳西医及我藏、蒙、维、回、苗、彝诸民族医术之精华；创新之道，在于今之科技，既用其器，亦参照其道，反思己之医理，审问之，笃行之，深化之，普及之，于普及中认知人体及环境古今之异，以建成当代国医理论。欲达于斯境，或需百年欤？予恐西医既已醒悟，若加力吸收中医精粹，促中医西医深度结合，形成 21 世纪之新医学，届时"制高点"将在何方？国人于此转折之机，能不忧虑而奋力乎？

予所谓深研之原典，非指一二习见之书、千古权威之作；就医界整体言之，所传所承自应为医籍之全部。盖后世名医所著，乃其秉诸前人所述，总结终生行医用药经验所得，自当已成今世、后世之要籍。

盛世修典，信然。盖典籍得修，方可言传言承。虽前此 50 余载已启医籍整理、出版之役，惜旋即中辍。阅 20 载再兴整理、出版之潮，世所罕见之要籍千余部陆续问世，洋洋大观。

今复有"中医药古籍保护与利用能力建设"之工程，集九省市专家，历经五载，董理出版自唐迄清医籍，都400余种，凡中医之基础医理、伤寒、温病及各科诊治、医案医话、推拿本草，俱涵盖之。

嘻！璐既知此，能不胜其悦乎？汇集刻印医籍，自古有之，然孰与今世之盛且精也！自今而后，中国医家及患者，得览斯典，当于前人益敬而畏之矣。中华民族之屡经灾难而益蕃，乃至未来之永续，端赖之也，自今以往岂可不后出转精乎？典籍既蜂出矣，余则有望于来者。

谨序。

第九届、十届全国人大常委会副委员长

许嘉璐

二〇一四年冬

王 序

中医学是中华民族在长期生产生活实践中，在与疾病作斗争中逐步形成并不断丰富发展的医学科学，是中国古代科学的瑰宝，为中华民族的繁衍昌盛作出了巨大贡献，对世界文明进步产生了积极影响。时至今日，中医学作为我国医学的特色和重要医药卫生资源，与西医学相互补充、相互促进、协调发展，共同担负着维护和促进人民健康的任务，已成为我国医药卫生事业的重要特征和显著优势。

中医药古籍在存世的中华古籍中占有相当重要的比重，不仅是中医学术传承数千年最为重要的知识载体，也是中医为中华民族繁衍昌盛发挥重要作用的历史见证。中医药典籍不仅承载着中医的学术经验，而且蕴含着中华民族优秀的思想文化，凝聚着中华民族的聪明智慧，是祖先留给我们的宝贵物质财富和精神财富。加强对中医药古籍的保护与利用，既是中医学发展的需要，也是传承中华文化的迫切要求，更是历史赋予我们的责任。

2010 年，国家中医药管理局启动了中医药古籍保护与利用能力建设项目。这既是传承中医药的重要工程，也是弘扬优秀民族文化的重要举措，不仅能够全面推进中医药的有效继承和创新发展，为维护人民健康做出贡献，也能够彰显中华民族的璀璨文化，为实现中华民族伟大复兴的中国梦作出贡献。

相信这项工作一定能造福当今，嘉惠后世，福泽绵长。

国家卫生和计划生育委员会副主任
国家中医药管理局局长
中华中医药学会会长

王国强

二〇一四年十二月

马 序

　　新中国成立以来，党和国家高度重视中医药事业发展，重视古籍的保护、整理和研究工作。自1958年始，国务院先后成立了三届古籍整理出版规划小组，分别由齐燕铭、李一氓、匡亚明担任组长，主持制订了《整理和出版古籍十年规划（1962—1972）》《古籍整理出版规划（1982—1990）》《中国古籍整理出版十年规划和"八五"计划（1991—2000）》等，而第三次规划中医药古籍整理即纳入其中。1982年9月，卫生部下发《1982—1990年中医古籍整理出版规划》，1983年1月，中医古籍整理出版办公室正式成立，保证了中医古籍整理出版规划的实施。2002年2月，《国家古籍整理出版"十五"（2001—2005）重点规划》经新闻出版署和全国古籍整理出版规划领导小组批准，颁布实施。其后，又陆续制定了国家古籍整理出版"十一五"和"十二五"重点规划。国家财政多次立项支持中国中医科学院开展针对性中医药古籍抢救保护工作，文化部在中国中医科学院图书馆专门设立全国唯一的行业古籍保护中心，国家先后投入中医药古籍保护专项经费超过3000万元，影印抢救濒危珍、善、孤本中医古籍 1640 余种，开展了海外中医古籍目录调研和孤本回归工作。2010 年，国家财政部、国家中医药管理局安排国家公共卫生专项资金，设立了"中医药古籍保护与利用能力建设项目"，这是继 1982~1986 年第一批、第二批重要中医药古籍整理之后的又一次大规模古籍整理工程，重点整理新中国成立后未曾出版的重要古籍，目标是形成并普及规范的通行本、传世本。

为保证项目的顺利实施，项目组特别成立了专家组，承担咨询和技术指导，以及古籍出版之前的审定工作。专家组中的许多成员虽逾古稀之年，但老骥伏枥，孜孜不倦，不仅对项目进行宏观指导和质量把关，更重要的是通过古籍整理，以老带新，言传身教，培养一批中医药古籍整理研究的后备人才，促进了中医药古籍保护和研究机构建设，全面提升了我国中医药古籍保护与利用能力。

作为项目组顾问之一，我深感中医药古籍保护、抢救与整理工作的重要性和紧迫性，也深知传承中医药古籍整理经验任重而道远。令人欣慰的是，在项目实施过程中，我看到了老中青三代的紧密衔接，看到了大家的坚持和努力，看到了年轻一代的成长。相信中医药古籍整理工作的将来会越来越好，中医药学的发展会越来越好。

欣喜之余，以是为序。

中国中医科学院研究员

马继兴

二〇一四年十二月

校注说明

　　《黄庭内景五脏六腑补泻图》一卷，由唐代胡愔撰并作序。序中交待了此书的编写方式："搜罗管见，罄竭谀闻，按据诸经，别为图式。"即以医、道经籍为依据，收集各家学说观点，按脏腑分类并绘有相应图像而成。

　　胡愔，女，号见素子，居太白山。据序末所题大中二年戊辰（848），应出自于晚唐。

　　《黄庭内景五脏六腑补泻图》目前传本主要为明《正统道藏》洞玄部灵图类者。然毋庸讳言，此本中错讹脱衍之状不在少数，若非追根溯源着力校正之，则其歧义纷见的经文内容，实有碍于养生修炼。

　　本次校注，以文物出版社、上海书店、天津古籍出版社三家1988年影印出版之明《正统道藏》（以下所言"《正统道藏》"皆系此版本）洞玄部灵图类所收之本为底本；以本书的另一传本即《正统道藏》之《修真十书》第十书《黄庭内景五藏六腑图》为主校本（校语中简称"《修真十书》本"）精校而成。

　　《正统道藏》正一部《上清黄庭五藏六府真人玉轴经》及《云笈七签》卷十四三洞经教部之《黄庭遁甲缘身经》二经形式和内容与《修真十书》本较为接近，故作为参校本，校语中分别简称《玉轴经》《缘身经》。洞神部灵图类《四气摄生图》述五脏六腑修养之理，内容与本书相类，亦纳入参校范畴。朝鲜·金礼蒙等编《医方类聚》之《五脏门》中收入本书的几乎全部脏腑内容（《医方类聚》中引用本书，简称《五藏六腑图》），亦援作参校。版本采用九州出版社2002年9月出版的朝鲜活字本和日本学训堂聚珍本合校本。

由于全书为编述之作，主要按《太上黄庭内景玉经·心神章》（简称《黄庭内景经》）肺、心、肝、脾、肾、胆五脏六腑之序对唐·司马承祯《服气精义论》《修真精义杂论》（《云笈七签》卷五十七《服气精义论并序》）的相关内容进行类纂；其次收入了孙思邈《千金要方》中的不少论述。而司马承祯、孙思邈书中则引述了《内经》《难经》《太清道林摄生论》等医、道经籍的相关章节，为此将其一并视作重要的参校本或视作他校本。此外，《黄庭内景经》《黄庭外景经》及梁丘子等注亦是书中数次引述的内容，亦作为参校本。

本次校注遵循以下原则：

1. 本书原无目录，此次校注，据正文标题提取。凡正文中标题脱漏者（如《胆腑图》之"六气法"）按补正后提取。同类标题行文不一致者，分而论之：若意义一致，仅行文有定冠与否者，不作改动，保持原貌，如《肺脏图》作"治肺六气法"，其他诸脏均作"六气法"，属之；若意义差异虽不大，但行文不一致者，则统一厘正，如《肺脏图》作"月禁食忌"（同《序》中之论），其他四脏均作"月食禁忌"，统一厘为"月禁食忌"。

2. 所据底本为竖排繁体无标点本，此次整理，改为横排简体，根据内容分别段落，并标以现代标点符号。校语引用书名中出现"藏府""脏腑"，一依所据校本，不作改动。

3. 对底本中出现的通假字、古今字、异体字等，一般保留原字，出注予以说明。

4. 由于改版为横排，原竖排本方位词"右"径改为"上"。

5. 由于本书内容多为二次引述者，即如所引述《服气精义论》《修真精义杂论》中的理论多出自《黄帝内经素问》，则校语中将二者同时呈现，既表明其异同，亦显示引文之渊源。

校语中主要参考书目：《服气精义论》，唐·司马承祯述，《正统道藏》洞神部方法类；《修真精义杂论》，唐·司马承祯述，《正统道藏》洞真部众术类；《服气精义论并序》，唐·司马承祯述，《正统道藏》之《云笈七签》卷五十七·诸家气法部；《备急千金要方》（简称《千金要方》），唐·孙思邈著，日本江户医学影北宋本，人民卫生出版社1982年9月第1版；《黄帝内经素问》（简称《素问》），王冰注，人民卫生出版社1978年2月第1版第2次印刷；《灵枢经校释》（简称《灵枢》），河北医学院校释，2009年1月第2版第5次印刷；《黄帝八十一难经》（简称《难经》），孙理军主编，贵州教育出版社，2010年4月第1版；《太清道林摄生论》，《正统道藏》正一部；《太上黄庭内景玉经》，晋·魏华存撰，《正统道藏》洞玄部文本类；《黄庭内景玉经注》，唐·白履忠（梁丘子）注，《正统道藏》洞玄部玉诀类；《黄庭外景玉经注》，唐·白履忠（梁丘子）注，《正统道藏》洞真部方法类；《圣济总录》，宋·赵佶编，人民卫生出版社1962年10月第1版，2004年3月第5次印刷；《新刻官版周易本义》，南宋·朱熹撰，书林新贤堂张闽岳梓，见《故宫珍本丛刊》，故宫博物院编，海南出版社2000年10月第1版；《御撰周易折中》，清·李光地等撰，见《故宫珍本丛刊》，故宫博物院编，海南出版社2000年10月第1版；校注中偶见之他校内容，凡属《道藏》所收者，用《正统道藏》本；其他书籍则多用通行本。

原书名末有"并序"二字，因不符合目前惯常的书名形式，故删去，特此说明。

序

太白山见素子　胡愔　述

夫天主阳，食①人以五气；地主阴，食人以五味。气味相感，结为五脏。五脏之气散为四肢、十六部、三百六十关②节，引为筋脉、津液、血髓，蕴成六腑、三焦、十二经，通为九窍。故五脏者为人形之主，一脏损则病③生，五脏损则神④灭。故五脏者，神明魂魄志意⑤之所居也，每脏各有所主，是以心主神，肺主魄，肝主魂，脾主意，肾主志。发于外则上应五星，下应五岳，皆模范天地，禀象日月，触类而取，不可胜言。

若能存神修养，克己励志，其道成矣。然后五脏坚强，则内受腥腐诸毒不能侵，外遭疾病诸气不能损。聪明纯粹，却老延年，志高神仙，形无困疲。日月精光来附我身，四时六气来合我体。入变化之道，通神明之理。把握阴阳，呼吸精

---

① 食（sì 饲）：给人吃，供养。后作"饲"。《素问·六节藏象论》："天食人以五气，地食人以五味。"

② 关：《素问·调经论》、《千金要方》卷十一均作"五"。

③ 病：《修真十书》本前有"百"字。

④ 神：《修真十书》本作"百形"。

⑤ 意：原作"精"，据《修真十书》本及《千金要方》卷十一、下文"脾主意"改。《素问·宣明五气》："五脏所藏：心藏神，肺藏魄，肝藏魂，脾藏意，肾藏志。"按《千金要方》卷十一谓"五藏者，精神魂魄意也"，原文疑因加"志"、"精神"作"神明"使"精"字无处安置而占据"意"之位。

神。——造物者翻①为我所制。至此之时，不假金丹玉液、琅玕②大还③，自然神化冲虚④、气合太和⑤而升云汉，五脏之气结五云⑥而入天中。左召阳神六甲⑦，右呼阴神六丁⑧，千变万化，驭飞轮⑨而适意。是以不悟者劳苦外求，实非知生之道。是故《太上》曰"精是吾神气是吾道"⑩、"藏精养气，保守坚贞，阴阳交会，以立其⑪形"是也。

悟夙性不敏，幼慕玄门⑫，炼志无为⑬，栖心澹泊，览《黄庭》之妙理，穷碧简⑭之遗文，焦心研精，屡更岁月。伏见旧图奥密，津路幽深，词理既玄，赜⑮之者鲜。指⑯以色象，或略记神名，诸氏纂修，异端斯起，遂使后学之辈罕得其门，差之

① 翻：反而。

② 琅玕：本义为美玉或仙珠，此指外丹。道书《太微灵书紫文琅玕华丹神真上经》记载炼琅玕华丹所需药物步骤，又云"火烧釜百日成琅玕华丹"。

③ 大还：指内丹。

④ 冲虚：指成仙。

⑤ 太和：（天地间）冲和之气。《周易·乾·彖传》："保合大和，乃利贞"，朱熹《周易本义》解曰："太和，阴阳会合，冲和之气也。"

⑥ 五云：青、白、赤、黑、黄五色之云。

⑦ 六甲：甲子、甲戌、甲申、甲午、甲辰、甲寅。

⑧ 六丁：丁卯、丁巳、丁未、丁酉、丁亥、丁丑。

⑨ 飞轮：犹飞车，指疾驶如飞的车或道教传说中能乘风飞行的车。

⑩ 精是吾神气是吾道：见《黄庭外景玉经》卷下"精候天地长生道"句之梁丘子注文及《太上养生胎息气经·上清法》。

⑪ 其：《修真十书》本及《长生指要篇·第六》均作"真"。

⑫ 玄门：道教。《道德经》："玄之又玄，众妙之门。"

⑬ 无为：道教清静寡欲、与世无争的处世态度。

⑭ 碧简：犹玉简。指珍贵的佛、道经书。

⑮ 赜：深入探求。

⑯ 指：《修真十书》本前有"或"字，后有"示"字。

毫厘，谬逾千里。今敢①搜罗管见，罄竭谀②闻，按据诸经，别③为图式。先明脏腑，次说修行，并引病源、吐纳除疾，旁罗药理、导引屈伸、察色寻证、月禁食忌，庶使后来学者，披图而六情④可见，开经而万品⑤昭然。

时大中二年⑥戊辰岁述

---

① 敢：《修真十书》本作"辄"。
② 谀（xiǎo 小）：小。
③ 别：分类，类别。
④ 六情：疑指喜、怒、哀、乐、爱、恶六种感情。抑或指见、闻、臭、言、触、知六根。
⑤ 万品：犹万物、万类。
⑥ 大中二年：公元 848 年。

孙思邈论曰：夫人禀天地而生，故内有五脏六腑、精气、骨髓、筋脉，外有四肢九窍、皮毛爪齿、咽喉①唇舌、肛门胕囊②，以此总而成躯。故将息得理，则百体③安和；役用非宜，则为五劳七伤六极④。有方可救，虽病无他；无法可凭，奄然⑤永往。所以此图之中⑥，皆备述五脏六腑⑦血脉根源、循环流⑧注，与九窍应会处所，并穷于此。其能留心，考而行之，则内外百疴无所逃矣。夫发宜多栉，齿宜数叩，液宜常咽，气宜常⑨炼，手宜在面，此五者，所谓"子欲不死修昆仑"⑩矣。由是炼丹以固之，却粒⑪以轻⑫之；去其土符⑬，书其金格⑭；朝天吸日，驭气冲⑮虚。此术士之用也。

《元始太玄经》云：喜怒伤性，哀乐伤神。性损则害生，神伤则侵命。故养性以全气，保神以安心。气全则体平，心安则神逸。此全生之妙诀也。

---

① 咽喉：原作"喉咽"，据《修真十书》本及《千金要方》卷十一乙正。

② 胕囊：膀胱。

③ 体：《千金要方》卷十一作"脉"。

④ 六极：《千金要方》卷十一后有"之患"。

⑤ 奄然：犹奄忽，指死亡。

⑥ 此图之中：《千金要方》卷十一作"此之中帙卷"。

⑦ 腑：《千金要方》卷十一后有"等"字。

⑧ 流：原作"连"，据《修真十书》本及《千金要方》卷十一改。

⑨ 常：原作"清"，据《修真十书》本及《云宫法语·养生品·孙真人》改。

⑩ 子欲不死修昆仑：见《太上黄庭外景玉经》上，务成子注曰："头为昆仑，道治其中。"

⑪ 却粒：犹辟谷。

⑫ 轻：轻巧，灵便。

⑬ 土符：指土下阴间名册。

⑭ 金格：道教指书写神仙名的簿册。《无上秘要》卷十五《众圣本迹品中·五灵玄老君》："九天书其功德，金格记其玉名。"

⑮ 冲：《政和圣济总录》序作"凌"。

目 录

肺脏图

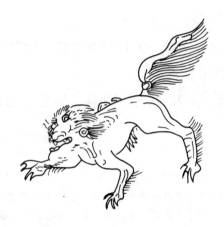

治肺用呬①，呬为泻，吸为补。

肺，金宫②也。五脏之华盖，本③一居上④，对胸有六叶，色如缟映红。

凡丈夫至八十，肺气衰，魄离散⑤也。

重三斤三两。

西方白色入通于肺，开窍于鼻。在形⑥为皮毛。

---

① 呬：吐气六法之一。《养性延命录·服气疗病篇》："纳气有一，吐气有六。纳气一者，谓吸也；吐气六者，谓吹、呼、唏（嘻）、呵、嘘、呬，皆出气也。"

② 宫：原作"商"，据《修真十书》本及下文诸脏相应文例改。

③ 本：《服气精义论·五牙论》作"第"。

④ 居上：《服气精义论·五牙论》作"肺居心上"。

⑤ 魄离散：《灵枢·天年》作"魄离，故言善误"。

⑥ 形：《服气精义论·五牙论》同；《素问·阴阳应象大论》作"体"。下同。

肺脉出于少商。

肺者，诸脏之长①，气之本②也，是以诸气属之。久卧伤气。

天气圆③于肺。

盖④呼吸之精⑤源，为传送⑥之官，治节出焉⑦。又为魄门⑧。亦为⑨玉堂宫⑩。

于液为涕。涕者，肺之津⑪液，肾邪入肺则多涕。

---

① 肺者诸脏之长：《服气精义论·服气论》置于下文"为诸脏之华盖"前。"脏"前"诸"字，《修真十书》本、《服气精义论·服气论》《素问·痿论》无。

② 气之本：按下文诸脏相应文例，此后应据《修真精义杂论·五藏论》《素问·六节藏象论》有"魄之处"。

③ 圆：《服气精义论·服气论》《素问·阴阳应象大论》均作"通"。

④ 盖：《服气精义论·服气论》前有"为诸脏之华"。义胜。

⑤ 精：《修真十书》本及《服气精义论·服气论》均作"津"。

⑥ 传送：《服气精义论·服气论》同。《素问·灵兰秘典论》作"相傅"。按《灵枢·胀论》曰"咽喉小肠者，传送也"，知非肺也。

⑦ 节出焉：原脱，据《服气精义论·服气论》《素问·灵兰秘典论》补。

⑧ 又为魄门：《服气精义论·服气论》此处引《素问·五藏别论》作"又魄门为五脏使"，按魄门即粕门，指肛门，非贴切。据《素问·宣明五气》谓"肺藏魄"，《千金要方》卷十七曰"肺主魄……主藏魄，号为魄脏"，疑作"又为魄脏"。

⑨ 亦为：原作"上"，据《修真十书》本改。

⑩ 宫：原脱，据《修真十书》本补。《太上黄庭内景玉经·常念章》："六府修治勿令故"，梁丘子注曰"按《洞神经》云：六府者，谓肺为玉堂宫尚书府"。"玉堂"后原有"肺者，相传之官也，治栉出焉"11字，疑为补正上文"传送之官，治"句之讹脱而重出之文，今删。

⑪ 津：《修真十书》本无，疑衍。《素问·宣明五气》："五脏化液：……肺为涕。"

肺生①于右。

肺为喘②咳。

六腑大肠为肺之府，大肠与肺合，为传泻行导之府。

五官鼻为肺之官，肺气通则鼻知香臭③，肺病则鼻不知香臭。

肺合于皮，其荣毛也。皮聚而毛落者，肺先死也④。

为西方，兑金也，金受气于寅，生于巳，王⑤于酉，病于亥，死于午⑥，墓于丑。

为秋；日为庚、辛；辰为申、酉。

为金；声商；色白；味辛。

其臭腥，心邪入肺则恶腥也。

其性义；其情怒。

---

① 生：《修真精义杂论·五藏论》同；《素问·刺禁论》作"藏"，义胜。《素问》王冰注曰："肺象金，王于秋，秋阴收杀，故藏于右也。"《黄帝内经太素》杨上善注云："肝为少阳，阳长之始，故曰生。肺为少阴，阴藏之初，故曰藏。"

② 喘：《修真精义杂论·五藏论》《素问·宣明五气》均无，疑衍。《修真十书》本"喘咳"作"之嗽"。

③ 肺气通则鼻知香臭：《灵枢·脉度》："肺气通于鼻，肺和则鼻能知香臭。"

④ 皮聚而毛落者肺先死也：《难经》之《十四难》："一损损于皮毛，皮聚而毛落。……从下上者，皮聚而毛落者死"；《二十四难》："手太阴气绝，即皮毛焦……毛折者，则毛先死"；《脉经》卷七："热病，肺气绝……魄与皮毛俱去，故肺先死"。"肺"后原有"气"字，当衍，据《脉经》及下文其他四脏相应文例删。

⑤ 王：通"旺"。《说文通训定声·壮部》："王，假借为暀（旺）"

⑥ 午：《修真十书》本作"子"。义胜。

肺之外应西岳①，上通太白②之精。

合于大肠，上主于鼻。故人之肺风③者，即鼻塞也；人之容色枯者，肺干也；人之鼻痒者，肺有虫也；人之多怖者，魄离于肺也；人之体鼾黯者，肺气微也；人之多气者，肺盛也；人之不耐寒者，肺劳也；人之好食辛味者，肺不足也；人之肠鸣者，肺气壅也。人之颜色鲜白者，肺无恶也。

肺邪自入则好哭。

大肺土商也，肺之有疾当用呬。呬者，肺之气也，其气义，能抽④肺之疾，所以人之有怨气⑤填塞胸臆者，则长呬而泄之，盖自然之理也。向若⑥不呬，必致伤败，赖呬而获全乎。故肺疾当用呬泻之。

夫人之无苦而呬者，不祥也。

修养法

常以秋三月朔望⑦旭旦⑧，西面平坐，鸣天鼓⑨七，饮

---

① 西岳：五岳之一，即华山。

② 太白：太白星，即金星。

③ 肺风：肺受风邪所致疾患。

④ 抽：除去，减去。

⑤ 怨气：《修真十书》本作"怒"；《玉轴经》作"怨怒"。

⑥ 向若：假如。

⑦ 朔望：农历初一和十五。

⑧ 旭旦：原意为初升的太阳，此指日出时。

⑨ 鸣天鼓：叩齿。《太微帝君二十四神回元经》："叩齿之法……中央上下相对相叩，名曰鸣天鼓。"参见下篇《心脏图》"叩金梁"。

玉泉①三。然后瞑目正心，思吸兑②宫白气入口七吞之，闭气七十息。盖所以调补神气、安息灵魄之所致也。

相肺脏病法

肺病热③，右颊赤④，色白⑤而毛槁⑥。

肺病者⑦，喘咳逆⑧，胸背及四肢烦疼⑨。或梦见美人乍来亲近。肺虚则少气不能报息⑩，肺燥喉干⑪。

肺风则多汗畏风，时欲咳如气喘⑫。旦则善⑬，暮则甚。

肺病⑭气上逆，急食苦以泄之。又曰，肺病⑮欲收，食

---

① 玉泉：指口中津液。

② 兑：八卦之一，象征西方。

③ 病热：《修真精义杂论·病候论》《素问·刺热》均作"热病"。

④ 赤：《修真精义杂论·病候论》同；《素问·刺热》前有"先"字。

⑤ 白：原作"日"，据《修真十书》本及《素问·痿论》改。

⑥ 槁：《修真精义杂论·病候论》同；《素问·痿论》作"败"。

⑦ 肺病者：原错于"色白而毛槁"前，据《修真精义杂论·病候论》《素问·藏气法时论》乙正。

⑧ 喘咳逆：《修真十书》本及《修真精义杂论·病候论》后均有"气"字。

⑨ 胸背及四肢烦疼：《太上老君养生诀·服气诀》《千金要方》卷二十七均作"胸背胀满，四肢烦闷"。

⑩ 不能报息：气短而呼吸不能接续。

⑪ 肺燥喉干：《修真精义杂论·病候论》《素问·藏气法时论》均作"耳聋嗌干"。

⑫ 时欲咳如气喘：《修真精义杂论·病候论》《素问·风论》均作"时咳短气"。

⑬ 旦则善：《修真精义杂论·病候论》《素问·风论》均作"昼日则差"。

⑭ 病：《修真精义杂论·病候论》《素问·藏气法时论》均作"苦"。

⑮ 病：《修真精义杂论·病候论》同；《素问·藏气法时论》无。疑衍。

酸以收之，用辛①补之，苦②泻之。禁食寒，肺恶寒也。

肺病，脐右有动气，按之牢若痛，喘咳，洒淅恶寒③。

肺有病，鼻塞不通，不闻香臭，或有瘜肉，或生疮，皮肤瘙痒，恶疮疥癣，上气咳嗽，涕唾脓血。宜服排风散方：

人参七分　防风八分　羌活八分　沙参五分　天雄八分薯蓣十分　丹参七分　苦参八分　秦艽八分　山茱萸八分　玄参七分

上捣筛为末，空腹以防风汤④下三钱匕⑤。

治肺六气法

吐纳用呬，法以鼻微长引气，以口呬之，勿令耳闻也。皆先须调气令和，然后呬之。

肺有病，用大呬三十遍，细⑥呬三十⑦遍，去肺家劳

---

① 辛：《修真精义杂论·病候论》《素问·藏气法时论》均作"酸"。

② 苦：《修真精义杂论·病候论》《素问·藏气法时论》均作"辛"。

③ 肺病……洒淅恶寒：此18字原脱，据《修真十书》本部分文字、《难经·十六难》及下文其他诸脏相应文例补。

④ 防风汤：《千金要方》中载有多首防风汤，配伍不一，此处所引者组成不详。

⑤ 匕：原作"一七"，"一"当衍；"七"当为"匕"之讹（下篇《肝脏图》升麻散中"方寸匕"亦讹作"方寸七"，《医方类聚·五脏门三》中则作"方寸匕"），故据以删、改。

⑥ 细：小。

⑦ 三十：《修真十书》本作"十"；下文其他诸脏六气法"细"者均为"十遍"。按此前道书中六气法与此相同者多无施行遍数，如《太上老君养生诀·服气吐纳六气》等；有施行遍数者则六气法有所不同，如《千金要方》卷二十七作"肺病者，用大嘘三十遍，细嘘十遍……肾病者，用大呬五十遍，细呬三十遍"，"三十"疑由此而来。

热、上气咳嗽、皮肤疮痒、四肢劳烦、鼻塞、胸背疼痛。

依法呬，疾差①止，过度则损。

月禁食忌法

七月勿食茱萸，食之血痢；八月、九月勿多食生姜。并②心③、肺④。

肺之病宜食黍、桃、葱⑤。禁苦味。

肺脏导引法
七月、八月、九月行之

可正坐，以两手据地，缩身曲脊向上三举，去肺家风邪积劳。

可反拳捶背上左右各三五度，此去胸臆间风毒。

闭气为之，毕，良久闭目，三咽液，三叩齿而止。

① 差（chài 瘥）：病愈。后作"瘥"。《修真十书》本作"瘥"。下同。

② 并：据下篇《心脏图》相应文例，后疑省阙"勿食"。

③ 心：原前衍"肝"字，据下文诸脏之"月禁食忌"中皆为本脏及相胜之脏文例删。

④ 肺：原脱，据《修真十书》本及下文诸脏之"月禁食忌"中皆为本脏及相胜之脏文例补。

⑤ 葱：原脱，按下文其他诸脏多为谷、果、菜，据《灵枢·五味》《千金要方》卷二十九及《医方类聚·五脏门九·五脏禁忌》所引《神巧万全方》补。

心脏图

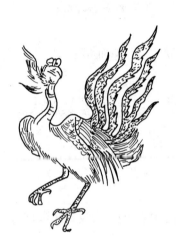

治心用呵，呵为泻，吸为补。

心，火宫也。居肺下肝上，对鸠尾下一寸，色如缟映绛，形如莲花未开。

丈夫至六十，心气衰弱，言多错忘①。

心重十二两。

南方赤色入通于心，开窍于耳。在形为脉。

心脉出于中冲。

心者，生之本，神之处②也。且心为诸脏之主，主明

----

① 丈夫至六十……言多错忘：按《灵枢·天年》作"六十岁，心气始衰，苦忧悲，血气懈惰，故好卧"，又曰"八十岁，肺气衰，魄离，故言善误"。故"言多错忘"疑由上篇《肺脏图》错于此。

② 处：《修真精义杂论·五藏论》同；《千金要方》卷六作"舍"；《素问·六节藏象论》作"变"。

运用生，是以心藏神，亦君主之官也。亦曰灵台。

心部于表①。

心为之②噫。

雷气通于心。

于液为汗。肾邪入心则多汗。

六腑小肠为心之府，小肠与心合，为受盛之府。

五官舌为心之官，心气通则舌知五味③，心病则舌焦卷而短，不知五味也。

心合于脉，其荣色也。心之合也血脉，虚少而不能荣于脏腑者，心先死也④。

为南方，离火也。火受气于亥，生于寅，旺于午，病于申，死于酉，墓于戌⑤。

为夏，日为丙、丁，辰为巳、午。

为火，声徵，色赤，味苦。

其臭焦。其性礼，其情乐。

---

① 心部于表：原脱，据《修真十书》本及上篇《肺脏图》相应文例补。

② 为之：原作"之为"，据《修真十书》本及下篇《肾脏图》相应文例乙正。

③ 心气通则舌知五味：《灵枢·脉度》："心气通于舌，心和则舌能知五味。"

④ 虚少而不能荣于脏腑者心先死也：《难经》之《十四难》："二损损于血脉，血脉虚少，不能荣于五脏六腑"；《二十四难》："手少阴气绝，则脉不通……故面色黑如黧，此血先死"；《脉经》卷七："热病，心主气绝……神与荣脉俱去，故心先死"。

⑤ 离火也……墓于戌：此23字原脱，据《修真十书》本及上篇《肺脏图》相应文例补。

心之外应南岳①，上通荧惑②之精。

心合于小肠，主其血脉，上主于舌。故人之心风者，即舌缩不能语也；人之血壅者，心惊也；舌不知味者，心虚也；多忘者，心神离也；重语者，心乱也；多悲者，心伤也；好食苦味者，心不足也；面青黑者，心冰也。容色赤好者，心无他恶也。

肺邪入心则多言。

夫心主徵，心之有疾当用呵。呵者，心之气，其气礼，呵能静其心、和其神，所以人之昏乱者多呵，盖天然之气也。故心病当用呵泻之也。

修养法

常以四月、五月弦③朔清旦，面南端坐，叩金梁④九，漱玉泉三。静思，以呼⑤吸离⑥宫赤气入口三⑦吞之，闭气三十息，以补呵之损。

相心脏病法

心热者，色赤而脉⑧溢，颜先赤。

---

① 南岳：衡山。

② 荧惑：荧惑星，即火星。

③ 弦：弦日，即农历每月初七、初八、廿二、廿三日。

④ 金梁：门齿。

⑤ 呼：原作"嘘"，同"呼"。

⑥ 离：八卦之一，象征南方。

⑦ 三：按九宫中"离"属第九宫，故上文作"叩金梁九"。此作"三"，当系据《服气精义论·五牙论》"纳气各依其数，即……南方三"。

⑧ 脉：《修真精义杂论·病候论》《素问·痿论》前有"络"字。

心病者①，口生疮腐烂，心胸、肩胁、两肋背、两臂②皆痛。或夜梦赤衣人持赤刀杖火来怖之。人心虚则胸腹③腰相引而痛。

心苦缓，急食酸以收之④。又云：心病⑤欲濡⑥，急食咸以濡之，用苦⑦以补之，甘以泻之。禁湿⑧衣热食，心恶热及水⑨。

心病证，当脐上有动气，按之牢⑩若痛，苦烦心，病⑪手足心热，哕⑫。

心有病，口干舌强，咽喉口痛，咽食不得，口内生疮，忘前失后，梦见炉冶之类。宜服五参丸：

① 心病者：原错于"颜先赤"前，据《修真精义杂论·病候论》"心热病者，颜先赤"及《千金要方》卷十三"扁鹊曰：心有病则口生疮腐烂"乙正。

② 臂：原前衍"鼻"，据《修真精义杂论·病候论》及《素问·藏气法时论》删。

③ 胸腹：《修真精义杂论·病候论》《素问·藏气法时论》后有"大，胁下与"。

④ 心苦缓，急食酸以收之：原脱，据《修真精义杂论·病候论》《素问·藏气法时论》及上篇《肺脏图》相应文例补。

⑤ 病：《修真精义杂论·病候论》同；《素问·藏气法时论》无。疑衍。

⑥ 濡：《云笈七签·服气精义论并序·病候论》同；《修真精义杂论·病候论》《素问·藏气法时论》作"耎"。下同。

⑦ 苦：《修真精义杂论·病候论》《素问·藏气法时论》均作"咸"。

⑧ 湿：《修真精义杂论·病候论》作"温"。按"温衣热食"，《素问·藏气法时论》作"温食热衣"。

⑨ 及水：《修真精义杂论·病候论》作"也"。

⑩ 牢：犹"坚"也。

⑪ 病：《难经·十六难》作"心痛"。

⑫ 哕（yuē 约）：古同"哕"，干呕、呃逆。

秦艽七分　人参七分　丹参七分　玄参十分　干姜十分

沙参五分　酸枣仁八分　苦参粉八分

上捣筛，蜜和丸如梧桐子，空腹人参汤下二十丸。日再服。

六气法

治心脏用呵，法以鼻渐长引气，以口呵之，皆调气如上，勿令自耳闻之，然后呵之。

心有病，用大呵三十①遍，细呵十遍，去心家劳热、一切烦闷。

疾差止，过度损。

月禁食②忌法

四月勿食大蒜，令人发易白及堕；五月勿食韭，损心气及有毒。并勿食心、肾。

心病③宜食大小麦、杏、薤④。禁咸食。

---

① 十：原脱，据《修真十书》本及《医方类聚·五脏门九·五脏导引》、其他诸脏六气法"大"者均为"三十遍"文例补。

② 禁食：原作"食禁"，据序文及上篇《肺脏图》相应文例乙正。下文肝、脾、肾三脏仿此。

③ 病：原作"痛"，据其他诸脏相应之文例及《灵枢·五味》改。

④ 薤：原作"藿"，据《灵枢·五味》《千金要方》卷二十九改。按下篇《肾脏图》中有"藿"，当是。

心脏导引法

四月、五月行之

可正坐，两手作拳，用力左右互①筑②各五六度。

又可正坐，以一手向上③拓空如拓重石。又以两手急相叉，以脚踏手中各五六度，能④去心胸间风邪诸疾。

闭气为之，毕，良久，闭目，三咽液，三叩齿而止。

---

① 互：原作"五"，据《修真十书》本改。
② 筑：击打。
③ 上：《修真十书》本作"下"。
④ 能：原作"然"，据《修真十书》本及下文诸脏相应文例改。

肝脏图

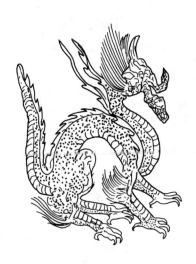

治肝用嘘，嘘①为泻，吸为补。

肝，木宫也。居左下少近心②，左三叶，右四叶，色如缟映绀。

凡丈夫至六③十，肝气衰，肝叶薄，胆渐减，目不明也。

重四斤四两。

东方青色入通于肝，开窍于目，在形为筋。

---

① 嘘：原脱，据《修真十书》本、《玉轴经》补。
② 居左下少近心：《服气精义论·五牙论》作"在心下小近后"。又《素问·五脏生成》"有积气在心下支胠，名曰肝痹"之王冰注："肝主肢胁，近于心。"
③ 六：《灵枢·天年》作"五"。

肝脉出于大敦①。

肝色青翠，大小相重之象也。

肝者，罢极之本，魂之处也。

肝生于左②。

肝为之语③。

风气通于肝④。

于液为泪。泪者，肝之液也，肾邪入肝故多泪。

六腑胆为肝之府，胆与肝合也，为中精之府⑤。

五官眼者肝之官，肝气通则分五色⑥，肝实则目赤黄也。

肝合于筋⑦，其荣爪也。肝之合也筋，缓而不能自持者，肝先死也⑧。

---

① 大敦：原作"木"，据《修真十书》本及《服气精义论·五牙论》《灵枢·本输》改。

② 肝生于左：原脱，据《修真十书》本及《修真精义杂论·五藏论》补。

③ 肝为之语：原脱，据《修真十书》本及《修真精义杂论·五藏论》补。

④ 风气通于肝：原脱，据《修真十书》本（经校改）及《素问·阴阳应象大论》补。

⑤ 为中精之府：原脱，据其他四脏相应文例及《灵枢·本输》补。

⑥ 肝气通则分五色：《灵枢·脉度》："肝气通于目，肝和则目能辨五色。"

⑦ 筋：原作"脉"，据《修真十书》本及《修真精义杂论·五藏论》《素问·五藏生成》改。

⑧ 缓而不能自持者肝先死也：《难经》之《十四难》："四损损于筋，筋缓不能自收持"；《二十四难》："足厥阴气绝，即筋缩引卵与舌卷……故舌卷卵缩，此筋先死"；《脉经》卷七："热病，肝气绝……魂与筋血俱去，故肝先死"。缓：后原有"脉"，据《修真十书》本及《难经》删。

为东方，震木也。木受气于申，死于午，生于亥，旺于卯，病于巳，墓于未①。

为春，日为甲、乙，辰为寅、卯。

为木，声角，色青，味酸。

其臭臊，心邪入肝则恶臊。

肝之外应东岳②，上通岁星③之精。春三月存岁星在肝中，亦作青气存之。

肝合胆④，上主于目。又主筋，故人之肝虚者，筋急也；皮枯者，肝热也；肌肉斑黯者，肝风也；人之色青者，肝盛也；人好食酸味者，肝不足也；人之发枯，肝伤也。人之手足多汗者，肝无疾也。

肺邪入肝则多呼⑤。

夫肝主角⑥，肝之有疾当用嘘。嘘者，肝之气，其气仁，能除毁痛，皆自然之理也。

修养法

以春三月朔旦，东面平坐，叩齿三通。吸震⑦宫青气

---

① 震木也……墓于未：此23字原脱，据《修真十书》本及上篇《肺脏图》相应文例补。

② 东岳：泰山。

③ 岁星：即木星。

④ 胆：原作"媵"，据《修真十书》本改。

⑤ 呼：原作"笑"，据《难经·四十九难》《千金要方》卷二十九改。

⑥ 角：原作"筋"，据《缘身经》及其他四脏相应文例（此处为五音）改。

⑦ 震：八卦之一，象征东方。

入口九①吞之，闭气九十息②，以补嘘之损。享青龙③之祀。

相肝脏病法

肝热者，左颊赤④。

肝病者，目夺精⑤，两⑥胁下痛引小腹，令人喜怒。肝虚则恐，如人将捕之；实则怒。虚则寒，寒则阴气壮，梦见山树园林。

肝气逆则头痛、耳聋、颊肿。

又曰：肝病⑦欲散，急食辛以散之，用酸⑧补之，辛⑨泻之。禁当风，肝恶风也。

肝病，脐左有动气，按之牢若痛，支满，淋溲，大小便难，好转筋。

---

① 九：按九宫中"震"属第三宫，故上文作"叩齿三通"。此作"九"，当系据《服气精义论·五牙论》"纳气各依其数，即东方九"。

② 闭气九十息：原置于"吸震宫青气入口九吞之"前，据上篇《肺脏图》"吸兑宫白气入口七吞之，闭气七十息"文例乙正；"十"原脱，据《修真十书》本补。

③ 龙：《缘身经》作"帝"。

④ 赤：《修真精义杂论·病候论》同；《素问·刺热》前有"先"字。

⑤ 精：原脱，据《千金要方》卷十一补。

⑥ 两：原作"而"，据《修真精义杂论·病候论》《素问·藏气法时论》改。

⑦ 病：《修真精义杂论·病候论》同；《素问·藏气法时论》无。疑衍。

⑧ 酸：《修真精义杂论·病候论》《素问·藏气法时论》均作"辛"，疑与下文"辛"相错。

⑨ 辛：《修真精义杂论·病候论》《素问·藏气法时论》均作"酸"，疑与上文"酸"相错，据乙正。

肝有病，昏昏饶①睡，眼膜视物不明，飞蝇上下，努肉漫睛，或生晕映，冷泪下，两角赤痒。宜服升麻散：

升麻八分　黄芩八分　芜蔚子八分　栀子十分　决明子十分　车前子十分　干姜十分　苦瓠五分　龙胆五分

上捣筛为末，食上②暖浆水下方寸匕③。日再服。

六气法

治肝脏用嘘，法以鼻渐长引气，以口嘘之。

肝病，用大嘘三十遍，细嘘十遍，自然去肝家虚热，亦除四肢壮热、眼暗、一切烦热等。数嘘之，绵绵相次不绝为妙。

疾差止，过度则损。

月禁食忌法

正月不食生葱，熟者不食益佳；二月、三月不食蓼子④、小蒜及百草心。勿食肝、肺。

肝病宜食麻子、豆⑤、李子。禁辛。

---

① 饶：多。

② 食上：食前。

③ 匕：原作"七"，据文义改。

④ 蓼子：即蓼实。

⑤ 豆：按其他诸脏所宜者多为谷、果、菜，《四气摄生图》、《千金要方》卷二十九、《灵枢·五味》均作"韭"，《修真十书》本作"巨胜子"。

肝脏导引法

正月、二月、三月行之

可正坐，以两手相重按髀①，徐徐缓缒②身，左右各三五度。

又可正坐，两手相叉，翻覆向胸三五度。

此能去肝家积聚、风邪毒气。

肝脏图

一九

---

① 髀：原作"臂上"，据《太清道林摄生论·按摩法·自按摩法》《千金要方》卷二十七改。《修真十书》本作"髀下"。

② 缒（liè 列）：古通"捩"，扭；转。《正字通·糸部》："缒，又音列，绞之急也。与捩通。"下同。

脾脏图

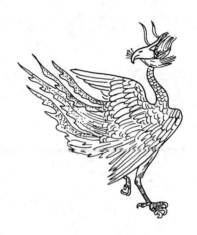

治脾用呼，呼为泻，吸为补。

脾，土①宫也，掩大②仓上，在脐上三寸，色如③缟映黄④。

凡丈夫至七十，脾气虚而皮肤枯瘦也。

重二斤三⑤两。

---

① 土：原作"上"，据《修真十书》本改。

② 大：通"太"（《修真十书》本作"太"），《说文释例》："古只作'大'，不作'太'"（下节《胆腑图·相胆腑病法》同）。太仓，指胃。《灵枢·胀论》："胃者，太仓也。"《太上黄庭内景玉经·脾长章》："脾长一尺掩太仓。"

③ 如：原脱，据《云笈七签·服气精义论并序》补。

④ 黄：《云笈七签·服气精义论并序》同；《素问·五藏生成》作"栝蒌实"。

⑤ 三：原作"二"，据《修真十书》本及《千金要方》卷二十九、《难经·四十二难》改。

中央黄色入通于脾，开窍于口。在形为颊①。

脾脉出于②隐白。

脾为五脏之枢也。

脾者，肉③之本，意④之处也。

脾为之使⑤。

脾为之吞⑥。

谷气通于脾。

于液为涎。肾邪入脾则多涎。

六腑胃为脾之府，胃与脾合，为五谷之府。

五官口为脾之官，脾气通则口知五味⑦，脾病则口干，不能食，不知五味也。

---

① 颊：《服气精义论·五牙论》《素问·阴阳应象大论》均作"肉"。义胜。

② 于：原作"干"，据《服气精义论·五牙论》改。《修真十书》本作"为"。

③ 肉：《云笈七签·服气精义论并序》《素问·六节藏象论》均作"仓廪"。按"肉"为脾脏所主（《素问·宣明五气》曰："五脏所主：……脾主肉"），而《素问·六节藏象论》中谓"……之本"者概指五脏生理功能，故其他诸脏相应之文均同《素问》。

④ 意：《修真精义杂论·五藏论》《素问·六节藏象论》均作"营"，其他诸脏相应之文同《素问》。按"意"为脾脏所藏，《素问·宣明五气》曰："五脏所藏：……脾藏意。"

⑤ 脾为之使：原脱，据《修真精义杂论·五藏论》及上篇《心脏图》相应文例补。

⑥ 脾为之吞：原脱，据《修真十书》本及《修真精义杂论·五藏论》（二书"吞"作"笑"，按"笑"为心之声）《素问·宣明五气》补、改。

⑦ 脾气通则口知五味：《灵枢·脉度》："脾气通于口，脾和则口能知五谷。"

脾合于肉，其荣唇也。夫肌肉消瘦者，脾先死也①。

为中央，土也，受气于巳，生于子，病于亥，死于卯，墓于辰②。

为季夏，日为戊、己，辰为辰、未、戌、丑。

为土，声宫，色黄，味甘。

其臭香，心邪入脾则恶香也。

脾之外应中岳③，上通镇星④之精。季夏并四季各十八日存镇星在脾中，亦作黄气存之。

脾连于胃，上主于口，消谷府也。如磨转之，化其生而入于熟者也。食不消，脾不转也；食坚物者，脾磨不化也，则为食患。故诸脏不调则伤脾，脾脏不调则伤质，质、神俱伤，则伤人之速也。故人不欲食坚物者，全身之道也。

人之不欲食者，脾中有不化之食；人之多惑者，脾不安；人之多食者，脾实⑤也；人之食不下者，脾虚也；人之无颜色者，脾伤也；人之好食甘味者，脾不足也。人之肌肉鲜白滑者，脾无疾也。

---

① 肌肉消瘦者脾先死也：《难经》之《十四难》："三损损于肌肉，肌肉消瘦，饮食不为肌肤"；《二十四难》："足太阴气绝，则脉不营其口唇……唇反，则肉先死"；《脉经》卷七："热病，脾气绝……脉与肉气俱去，故脾先死"。

② 土也……墓于辰：此18字原脱，据《修真十书》本补。

③ 中岳：嵩山。

④ 镇星：即土星。

⑤ 脾实：按中医理论，脾鲜有实证并表现为多食。脾常移热于胃，胃家实热则消谷善饥，《灵枢》之《经脉》篇："有余于胃，则消谷善饥"；《师传》篇："胃中热则消谷，令人悬心善饥。"

肺邪入脾则多歌。

夫脾主宫，故脾之有疾当用呼。呼者，脾之气，其气信，能抽脾之疾，故人中热者，则呼以驱其弊也。

修养法

常以季夏之月朔旦并及四季之末十八日之旭旦，正坐中宫，鸣天鼓十二①通。吸坤②宫之黄气入口十二吞之，禁气五息③，以补呼之损。

相脾脏病法

脾热者，鼻赤色黄④而肉臑⑤。

脾病，体上游风习习⑥之，遍体闷疼，身重，喜饥⑦肉痿，足不能行，喜声⑧，脚下痛。脾虚则腹肚胀鸣成溏痢，

---

① 十二：按脾为中宫，九宫中中宫为第五宫，此作"十二"，当系据《服气精义论·五牙论》"纳气各依其数，即……中央十二"。下文"吸坤宫之黄气入口十二吞之"同此义。

② 坤：八卦之一，此处应象征中宫。

③ 禁气五息：原置于"正坐中宫"后，据上篇《肺脏图》相应文例乙正。五，合于中宫第五宫，后疑脱"十"字（据其他诸脏相应文例）。

④ 鼻赤色黄：原作"鼻色赤黄"，据《修真十书》本及《修真精义杂论·病候论》乙正。《素问》之《刺热》篇："脾热病者，鼻先赤"；《痿论》篇："脾热者，色黄而肉蠕动。"

⑤ 臑：《修真精义杂论·病候论》《素问·痿论》均作"蠕动"。

⑥ 习习：原作"瘤瘤"，据《修真十书》本及《太上老君养生诀·服气诀》《千金要方》卷二十七改。习习，微风吹动的感觉。

⑦ 喜饥：《千金要方》卷十五作"善饥"；《修真精义杂论·病候论》《素问·藏气法时论》均作"善肌"。

⑧ 足不能行喜声：《修真精义杂论·病候论》《素问·藏气法时论》均作"足不收，行善瘛"。

食多不化①。

脾风之状，多汗恶风，身体怠惰，四肢不收②，微黄，不嗜③饮食。诊在鼻④，其色黄。

脾恶⑤湿，食苦以燥之。又曰，脾病⑥欲缓，急食甘即补之，苦即泻之。禁湿，脾恶湿也。

脾病，当脐有动气，按之牢若痛，苦腹满，食不消，体重，骨节疼，嗜卧⑦。

脾有病，两胁胀满，饮食不消，时时呕逆不能下食，背膂沉重，气满冲心，四肢虚肿。宜服诃梨勒丸：

干地黄十分　牡丹皮十分　薯蓣八分　泽泻八分　茯苓八分　芎䓖八分　山茱萸九分　荜拨四分　干姜五分　诃梨勒皮七分

上捣筛，蜜和丸如梧桐子，空腹地黄汤下二十丸。

六气法

治脾脏吐纳用呼，法以鼻渐长引气，以口呼之。

---

① 脾虚……食多不化：《素问·藏气法时论》作"（脾）虚则腹满肠鸣，飧泄食不化"。

② 不收：《难经·十六难》同。《素问·风论》作"不欲动"。

③ 嗜：《修真精义杂论·病候论》同。《素问·风论》作"思"。

④ 鼻：《修真精义杂论·病候论》《素问·风论》其后均有"上"。

⑤ 恶：《修真精义杂论·病候论》《素问·藏气法时论》均作"苦"。

⑥ 病：《修真精义杂论·病候论》同。《素问·藏气法时论》无。

⑦ 苦腹满食不消……嗜卧：原作"苦逆气，小肠急痛，泄下，足重胫寒"，当为肾病证错简于此，《难经·十六难》："（肾）其病，逆气，小腹急痛，泄如下重，足胫寒而逆。"而原下篇《肾脏图》对应原文则当为脾病证错简于彼，《难经·十六难》："（脾）其病，腹胀满食不消，体重节痛，怠惰嗜卧，四支不收。"今据以乙正。

脾病，用大呼三十遍，细呼十遍，能去脾家一切冷气、壮热、霍乱、宿食不消、偏风麻痹、腹①内结块。数数②呼之，相次勿绝。

疾退即止，过度则损。

月禁食忌法

六月勿食茱萸，令人患赤白痢。四季勿食脾、肝、羊血。

脾病宜食粳米、枣、葵。禁酸味。

脾脏导引法
六月并四季行之

可大坐③，伸一脚，以两手向后反掣，各三五度④。

亦可跪坐，以两手拒地，回顾用力虎视，各三五度。

能去脾脏积聚、风邪毒气。

---

① 腹：原作"脾"，据《修真十书》本改。

② 数数（shuòshuò 朔）：屡次。

③ 大坐：谓随意坐席上，有别于盘坐、跪坐等姿势。坐，原脱，据《修真十书》本及《太清道林摄生论·按摩法·自按摩法》《千金要方》卷二十七补。

④ 向后反掣各三五度：《太清道林摄生论·按摩法·自按摩法》《千金要方》卷二十七均作"向前虚掣，左右同"。

肾脏图

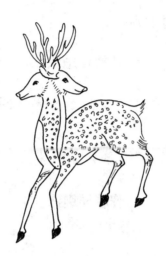

治肾用吹，吹为泻，吸为补。

肾，水宫也。左肾右命门①，前对脐，博②著③腰脊，色如缟映紫。

---

① 命门：《修真十书》本及《服气精义论·五牙论》均作"肾"。

② 博：《服气精义论·五牙论》同；《云笈七签·服气精义论并序》作"搏"。按"博"通"搏"（明·高启《书博鸡者事》："一日，博鸡者遨于市。"），"搏"通"傅"（《释名·释床帐》："搏壁，以席搏著壁也。"），"傅"通"附"（《说文通训定声·豫部》："傅，假借为附。"），即"附着"之义。

③ 著：附着。

凡丈夫至六十①，肾气衰，发随②齿槁；七十③，形体皆极。

九十，肾气焦枯，经脉④空虚。

人之有肾，如树之有根。

重一斤二两⑤。

北方黑色入通于肾，开窍于二阴。在形为骨，故久立即伤骨损肾。

肾脉出于涌泉。

肾者，封藏之本，精之处也。

肾经于上焦，荣于中焦，卫于下焦。

肾位于里⑥。

肾为之呻⑦，亦为欠。

---

① 六十：据下文"肾气衰，发随齿槁"症状，《素问·上古天真论》作"五八"。

② 随：通"堕"。《修真十书》本作"堕"。按"随"通"隋"（《淮南鸿烈解·说山训》："随侯之珠，出于山渊之精"、"得隋侯之珠，不若得事之所由"），"隋"同"堕"（《玉篇·阜部》："隋，落也。堕，同'隋'"）。下文"齿随"义同。

③ 七十：据下文"形体皆极"症状，《素问·上古天真论》作"七八"。按上篇《脾脏图》已有"七十"与《灵枢·天年》相吻合。

④ 经脉：《灵枢·天年》前有"四脏"。

⑤ 一斤二两：《难经·四十二难》作"一斤一两"；《千金要方》卷二十九作"一斤二两（又云一斤一两）"。

⑥ 肾位于里：原脱，据《修真精义杂论·五藏论》及其他诸脏相应文例补。位，《素问·刺禁论》作"治"。

⑦ 呻：《修真精义杂论·五藏论》及《素问·宣明五气》之"五气所病"均作"嚏"，按上篇《肺脏图》（咳）、《心脏图》（噫）相应文例均为五气所病。而"呻"为肾之声，且下文又有"肺邪入肾则多呻"，故疑讹。

雨①气②通③于肾。

于液为唾④，肾邪自入则多唾。

六腑膀胱为肾之府，膀胱与肾合，为津液之府。

五官耳者肾之官，故肾气通则耳闻五音⑤，肾病则耳聋骨痿。

肾合于骨，其荣发⑥也。肾之合也骨，痿而不能起床者，肾先死也⑦。

为北方，坎水也，水受气于巳，生于申，旺于子，病于寅，死于卯，墓于辰⑧。

为冬，日为壬、癸，辰为亥、子。

为水，声羽，色黑，味咸。

其臭腐，心邪入肾则恶腐也。

---

① 雨：原作"两"，据《修真精义杂论·五藏论》《素问·阴阳应象大论》改。

② 气：原作"凡"，据《修真十书》本及《修真精义杂论·五藏论》《素问·阴阳应象大论》改。

③ 通：原作"一"，据《修真十书》本及《修真精义杂论·五藏论》《素问·阴阳应象大论》改。

④ 唾：原作"腄"，据《修真十书》本及紧接下文"唾"字改。

⑤ 肾气通则耳闻五音：《灵枢·脉度》："肾气通于耳，肾和则耳能闻五音。"

⑥ 发（髮）：原作"髭"，据《修真十书》本及《修真精义杂论·五藏论》改。

⑦ 痿而不能起床者肾先死也：《难经》之《十四难》："五损损于骨，骨痿不能起于床。……从上下者，骨痿不能起于床者死"；《二十四难》："足少阴气绝，则骨枯……（发）无润泽者，骨先死"；《脉经》卷七："热病，肾气绝……精与骨髓俱去，故肾先死。"

⑧ 坎水也……墓于辰：此23字原脱，据《修真十书》本及上篇《肺脏图》相应文例补。

肾之外应北岳①，上通辰星②之精。冬三月存辰星在肾中，亦作黑气存之。

肾合于骨，上主于齿，齿之痛者，肾伤也；又主于耳，耳不闻声者，肾亏也；人之骨疼者，肾虚也；人之齿多龃者，肾虚也；人之齿随③者，肾风也；人之耳痛者，肾气壅也；人之多欠者，肾邪也；人之腰不伸者，肾乏④也；人之色黑⑤者，肾衰也。人之容色紫光者，肾无苦也。人骨鸣者，肾羸也。

肺邪入肾则多呻。

夫肾主羽，故肾之有疾当用吹。吹者，肾之气，其气智，能抽肾之疾，故人有积气冲臆者，则强吹也。肾气沉滞，重吹则渐通也。

修养法

常以冬三月，面北向平坐，鸣⑥金梁七⑦，饮玉泉三。

---

① 北岳：恒山。

② 辰星：即水星。

③ 随（通"堕"）：《缘身经》作"黑齸"（按"齸"，《汉语大字典》称"音义未详"）。

④ 乏：《修真十书》本及《玉轴经》均作"冰"。

⑤ 黑：《修真十书》本作"黄黑"；《玉轴经》作"黄"。

⑥ 鸣：据上篇《心脏图》相应文例，金梁宜作"叩"（《肺脏图》《脾脏图》天鼓作"鸣"）。

⑦ 七：据上篇《心脏图》《肝脏图》相应文例，叩金梁（齿）者均为九宫之数，肾为北方水，属一宫，此作"七"，存疑。

北吸玄①宫之黑气入口五②吞之，以补吹之损。

相肾脏病法

肾热者，颐赤③，色黑而齿槁。

肾病者④，腹大胫肿⑤体重⑥，喘咳，寝⑦汗出恶风。肾病则腰中痛⑧。

肾风之状，多汗恶风，面㿉然浮肿，脊痛不能正立，其色炲，隐曲不利，诊在肌上，其色黑⑨。

黄庭内景五脏六腑补泻图

---

① 玄：象征北方。《吕氏春秋·有始》："北方曰玄天。"

② 五：按玄北在九宫中属一宫，此作"五"，当系据《服气精义论·五牙论》"纳气各依其数，即……北方五"。

③ 赤：《修真精义杂论·病候论》同；《素问·刺热》前有"先"字。

④ 肾病者：原错于"色黑而齿槁"前，据《修真精义杂论·病候论》《素问·藏气法时论》乙正。

⑤ 胫肿：原同《云笈七签·服气精义论并序》脱，据《修真精义杂论·病候论》《素问·藏气法时论》补。

⑥ 体重：同《云笈七签·服气精义论并序》；《修真精义杂论·病候论》《素问·藏气法时论》均作"身重"，且置于下文"喘咳"后。

⑦ 寝：原同《云笈七签·服气精义论并序》脱，据《修真精义杂论·病候论》《素问·藏气法时论》补。

⑧ 肾病则腰中痛：《修真精义杂论·病候论》《素问·藏气法时论》均作"虚则胸中痛"。

⑨ 多汗恶风……其色黑：此29字原作"颈多汗恶风，食欲下，膈塞不通，腹喜满，失衣则腹胀，食寒则泄，诊在形，黑瘦而腹大"，当系因《云笈七签·服气精义论并序》中原脱漏"肾风之状"一项，该节遂将其后之"胃风之状"内容误录于此，今据《修真精义杂论·病候论》《素问·风论》改（《修真精义杂论》中"㿉"误作"疣"，且无"浮肿"）。

肾苦①燥，急食辛以润之。又曰：肾病②欲坚，急食苦③以坚之，用苦以补④之，咸以泻⑤之。禁无犯热食温衣，肾恶燥也。

肾病，脐下有动气，按之牢若痛，苦逆气，小肠急痛，泄下，足重胫寒⑥。

肾有病，腰胯膀胱冷痛，脚冷疼或痹，小便余沥，疝瘕所缠。宜服肾气丸：

干地黄十分　薯蓣十分　牡丹皮七分　泽泻八分　山茱萸九分　茯苓六分　桂心六分　附子四分

上捣筛，蜜丸如梧桐子大，空腹酒下三十丸。日再服。

六气法

治肾脏吐纳用吹，法以鼻渐长引气，以口吹之。

---

① 苦：原作"若"，据《修真十书》本及《修真精义杂论·病候论》改。

② 病：《修真精义杂论·病候论》同。《素问·藏气法时论》无。

③ 苦：原作"咸"，据《修真精义杂论·病候论》《素问·藏气法时论》改。

④ 补：原与下文"泻"相错，据《修真精义杂论·病候论》《素问·藏气法时论》乙正。

⑤ 泻：原与上文"补"相错，据《修真精义杂论·病候论》《素问·藏气法时论》乙正。

⑥ 苦逆气……足重胫寒：原作"苦腹满食不消，体重骨节疼，嗜卧"，当为脾病证错于此，《难经·十六难》："（脾）其病：腹胀满食不消，体重节痛，怠惰嗜卧，四支不收。"而上篇《脾脏图》对应原文则当为肾病证，《难经·十六难》："（肾）其病，逆气，小腹急痛，泄如下重，足胫寒而逆。"今据以乙正。

肾病，用大吹三十遍，细吹十遍，能去肾家一切冷，腰疼膝冷，腰脚沉重，久立不得，阳道衰弱，耳中虫鸣及口中有疮，是肾家诸疾诸烦热，悉皆去之。数数吹之，相次勿绝。

疾差则止，过度则损。

月禁食忌法

十月勿食椒，令人口干，成赤白痢；十一月、十二月勿食鳞甲之物，并食①肾、脾。

肾病宜食大豆黄卷、栗②、藿。禁甘物。

肾脏导引法
冬三月行之

可正坐，以两手耸③，拓石④，引胁三五度。

亦可手著膝挽肘，左右同，缒身三五度⑤。亦可以足前后踏，左右各数十度。

---

① 食："勿食"之意。"勿"字承前省或脱。

② 栗：原脱，据《修真十书》本及《灵枢·五味》《千金要方》卷二十九补。

③ 耸：《太清道林摄生论·按摩法·老子按摩法》《千金要方》卷二十七前均有"上"字。

④ 拓石：《修真十书》本作"左右"。按《太清道林摄生论·按摩法·自按摩法》《千金要方》卷二十七均有"如拓石法，左右同"。二本疑引录之而各有脱漏。

⑤ 手著膝挽肘，左右同，缒身三五度：《太清道林摄生论·按摩法·老子按摩法》作"反手著膝上挽肘，覆手著膝上挽肘，左右各三遍"；《千金要方》卷二十七作"反手着膝，手挽肘，覆手著膝上，左右亦三遍"。

能去腰肾膀胱间风邪积聚。

上已上五脏数加胆名六腑①，亦受水气，与坎同道，不可同例叙之，故别《胆府②图》相次之。

---

① 五脏数加胆名六腑：按《太上黄庭内景玉经·心神章》曰："心神丹元字守灵，肺神皓华字虚成，肝神笼烟字含明……肾神玄冥字育婴，脾神常在字魂停，胆神龙曜字威明。六腑五脏神体精……"

② 府：同"腑"。

胆腑图

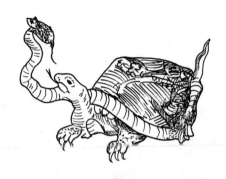

治胆用嘻，嘻为泻，吸为补。

胆博著肝，色如缟映青。

重三两三铢。

胆合乎膀胱，上主于毛发，故人之发枯者，胆竭也；人之爪干者，胆亏也；人之发燥①者，胆有风也；人之毛焦，胆热也②；人好食苦味③者，胆不足也。人之颜色青光白者，胆无疾也。

修养法

常以冬三月，端居净思，北吸玄宫之黑气入口三④吞

---

① 发燥：原有下文之"毛焦"错于此后，据《修真十书》本及《玉轴经》《四气摄生图》乙正至下文。

② 人之毛焦，胆热也："毛焦"原错于上文"发燥"后，其余5字脱。据《修真十书》本及《玉轴经》《四气摄生图》乙正、补。

③ 食苦味：《玉轴经》作"酸"。

④ 三：《玉轴经》作"九"。

之，以补嘻之损，用益胆之津。

相胆腑病法

胆之有病，太①息，口苦，呕宿汁，心中澹澹②恐人将捕之。

胆若实③则④精神不守，卧起无定；若虚则伤寒，寒则恐畏头眩⑤。虚损则爪发枯燥，目中泪出，膀胱连腰小腹俱痛。

胆与肝合道，有病与肝脏方。

胆腑导引法

可正坐，合两脚掌，昂头，以两手挽脚腕，起摇动，为之三五度。

亦可大坐，以两手拓地举身，努腰脊三五度。

能去胆家风毒邪气。

---

① 大：通"太"。《修真十书》本作"太"。

② 澹澹：原脱，据《修真十书》本及《灵枢·邪气藏府病形》《千金要方》卷十二补。

③ 若实：据《修真十书》本及《千金要方》卷十二、下文"若虚则伤寒"文例，后疑脱"则伤热"。

④ 则：据《修真十书》本及《千金要方》卷十二、下文"寒则恐畏头眩"文例，前疑脱"热"。

⑤ 头眩：《修真十书》本及《千金要方》卷十二后均有"不能独卧"。

六气法①

治胆腑吐纳用嘻，法以鼻渐长引气，以口嘻之，去胆家病，并除阴脏②一切冷，阴汗③盗汗，面无颜色，小腹④胀满，脐下冷痛⑤，口干舌涩，数嘻之，疾乃愈⑥。

上五脏六腑图，取其要者略⑦之，故文不足寻者数⑧之：

肺呬　心呵　肝嘘　脾呼　肾吹　胆嘻

上此六字，六腑之气，非神名，人用宜知之。但为除疾，非胎息也。

【释音】

臑　　　咳　　　瘊　　　齟
奴到切，折脊胁也　音孩，笑也　音加，病也　才与切

---

① 六气法：原脱，而以本节首句"治胆腑吐纳用嘻"为标题；《修真十书》本作"吐纳法"。今据其他诸脏相应文例补。且上文其他五脏"六气法"均在"导引法"前。

② 阴脏：中医指肺、脾、肾三脏。《修真十书》本作"肾脏"。

③ 阴汗：中医指前阴、阴囊及其附近处局部多汗之病证；或指多汗而属阴证者，常汗出而冷。

④ 腹：原作"肠"，据《修真十书》本及《医方类聚·五脏门九·五脏导引》改。

⑤ 脐下冷痛：《修真十书》本后有"急去之"，《医方类聚·五脏门九·五脏导引》作"悉去之"。

⑥ 疾乃愈：《医方类聚·五脏门九·五脏导引》作"疾愈则便止"。

⑦ 略：简要叙述。

⑧ 数（shǔ 署）：列举。

校注后记

　　《黄庭内景经》是道教养生学的重要经典，系由晋代上清派第一代宗师南岳夫人魏华存所传。但经文词理玄奥，难以普及。唐朝《黄庭》学日益昌盛，诸说滋起，如梁丘子所注《黄庭内景经》等，对《黄庭》养生学的普及有一定的影响。但诸家之注难免多有以道教玄秘思想诠释《黄庭》之旨者，故胡愔在本书序中评论曰"（或）指以色象，或略记神名，诸氏纂修，异端斯起，遂使后学之辈罕得其门，差之毫厘，谬逾千里"，可见用《黄庭内景经》指导养生实践，在当时仍有一定难度。本书的问世则弥补了此方面的不足，并为后世类似著作树立了典范，被总结出"胡见素五脏导引法十二势"等知名修炼法。其序文被收入《全唐文》卷九百四十五及清·周寿昌所编《宫闺文选》卷八。《新唐书·艺文志》《通志·艺文略》等史志目录中均有本书相关著录。

　　此次校注整理，有数个难点。其一，本书系编述之作，且引文多未署明出处，故查找大量引文来源是一项重要工作，从而为校注的可靠性、正确性打下了扎实的基础。其二，由于本书为医、道相融之作，因此一些道教词语和修炼方法的理解和注释对校注者来说是较大的挑战，希望能对读者有所启发。其三，最大的难点，乃是书中所署胡愔所在之"太白山"，并未指明具体位置。目前学术界对此主要有两种观点：一为今陕西省境内秦岭山脉中段，宝鸡市太白县、眉县和西安市周至县的交界处。即《云笈七签》卷二十七《洞天福地·三十六小洞天》之"第十一太白山洞"所言"周回五百里，名曰玄德洞天，在京兆府长安县，连终南山"。一为今浙江省中部金华市东阳和绍兴市诸暨之间者，即《抱朴子内篇·金丹》"是以古之道士，合作神药，必入名山，不止凡山之中，正为此也。又按仙经，可以精思合作仙药者，有华山、泰山、霍山、恒山、嵩山、少室山、长山（即今金华赤松山）、太白山……长山、太白，在东阳"之所指，今当地称"东白山""太白峰"。

为一探其究竟，校注过程中，本着书证与实证相结合的原则，分别亲临二处实地调查，所得初步结果供读者参考：

陕西太白山为秦岭主峰，毗邻于唐代政治文化中心——都城长安，四季景色如梦似幻，恍若仙境，植被丰富，遍地名药，又是动物天堂，其得天独厚的气候地理环境，是道士隐居修炼的理想之所。山上道教遗迹众多，如老君庙、玉皇庙、三官殿、拔仙台等。尤其是山中有孙思邈药王谷，遗有传说中药王采药栈道和洗药石锅（碓窝），所在村庄称柴胡村，分别为柴家山（村）、胡家山（村）。虽尚难断定是否与胡愔有关，但从本书引用孙思邈（581—682）《千金要方》《卫生歌》等内容来看，似乎也不能排除就近取材的可能。

浙江太白山虽自然环境和人文遗迹不如秦岭太白山丰富浑厚，但离山脚不远处村庄确有胡姓大族，入户查其

2011 年重修之《南岑岱鲁胡氏宗谱》，越州一支记载最早者越州教授胡云一（字仲文）生于后周显德年间（954—959），世家安定郡，并称其曾祖胡文昌任越州府事。太白山与天台山相距不远，书中大量引录天台山白云子司马承祯（647—735，上清派第十二代宗师）《服气精义论》原文，亦不排除近水楼台的可能。

由于安定郡与宝鸡太白山所在扶风郡（国）地域紧密相邻，三国、西晋时同属雍州，十六国时同属前赵及前秦、后秦的雍州，故推测即使假设胡愔所居之太白山属陕西宝鸡，也极有可能与由安定郡迁往东阳的胡姓氏族有宗亲关系。

有关"太白山"所在地之谜，尚有待进一步深入研究，以俟发现有充分说服力的证据。

闫辉同志早期曾协助底本文字的电脑输录。

总 书 目

本　草

V